40

T_c 14.

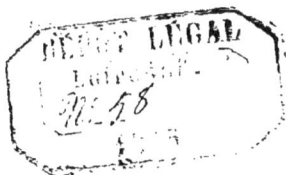

RAPPORT

SUR UN

MÉMOIRE DE M. BERTULUS

DE MARSEILLE,

RELATIF A L'INFLUENCE DE L'ÉCLAIRAGE AU GAZ

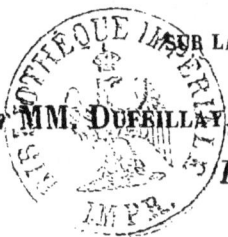 SUR LA SANTÉ PUBLIQUE,

Par MM. Dufeillay, Papin, Trastour *et* Malherbe,

Rapporteur.

Messieurs,

Dès l'année 1817, l'Autorité avait rangé les manufactures de gaz hydrogène pour l'éclairage, dans la 2ᵉ classe des établissements insalubres, incommodes ou dangereux. Des mesures sévères avaient été prescrites en vue des dangers d'incendie et d'explosion, les seuls dont on se fût préoccupé d'abord. Quant à l'influence de cette industrie sur la salubrité, elle semble avoir été longtemps négligée, et ce n'est qu'en 1842, dans une ordonnance du Préfet de police, datée du 31 mai, que l'on rencontre la première mention officielle des dangers qui peuvent résulter pour la santé et pour la vie, des fuites et de la combustion du gaz hydrogène carboné.

Dès lors on connaissait de nombreux exemples d'asphyxie dus à cette cause, et, quoique des faits semblables se soient fréquemment répétés depuis, on est loin encore d'avoir étudié convenablement tous les détails de cette importante question ; et si l'on se rend bien compte du danger de respirer à la fois une grande quantité de gaz hydrogène carboné, on ignore quels effets peut produire le mélange constant d'une petite proportion de ce gaz à l'air respiré en dehors des atmosphères closes. C'est ce point de vue, ainsi que l'altération des eaux de puits par l'infiltration du gaz dans le sol, qui a fixé l'attention de M. Bertulus.

Son mémoire se divise en deux parties très-distinctes : dans la première, consacrée à l'étude de l'influence exercée par l'éclairage au gaz sur la santé publique dans la ville de Marseille, il établit que les conditions locales de cette ville ont été, depuis quelques années, notablement améliorées au point de vue de l'hygiène ; et cependant, en 1852 et 1853 on y a vu régner des maladies épidémiques ou endémiques, empreintes d'un caractère remarquable de malignité ; des affections gangréneuses insolites (phlegmons, érysipèles), y ont même été observées. Cependant le vieux port, ce foyer permanent d'infection, a été assaini par d'importants travaux, et, la meilleure preuve que l'on puisse donner de l'efficacité des mesures qui ont été prises, c'est que les poissons, qui, depuis longtemps l'avaient déserté, y ont reparu et viennent même y déposer leur frai.

Quelle est donc la cause du mauvais état sanitaire des deux années qui viennent de s'écouler ? M. Bertulus pense qu'il n'y en a pas d'autres que les fuites nombreuses des tuyaux de conduite du gaz de l'éclairage. La perméabilité du sol sur lequel Marseille est bâtie, rend très-facile l'infiltration du gaz qui imprègne les terres dans une grande étendue, altère l'eau des puits et fait mourir les arbres dont il atteint les racines (1).

« Depuis quelques années, ajoute-t-il, on observe des
» dégagements incessants d'hydrogène carboné et sulfuré,
» résultant de la transpiration de la fonte de fer qui
» compose les conduites du gaz, dégagements qui
» saisissent l'odorat à distance et rendent insupportable
» l'habitation de certaines rues et du rez-de-chaussée des
» maisons.

» Ces émanations ont pris une nouvelle énergie pen-
» dant le cours de ces deux dernières années, par le fait
» du dépavement et du repavement à peu près général
» de nos principales voies publiques. Cette opération,
» qu'ont nécessitée les travaux du canal, les réparations
» des conduites de l'éclairage et le mauvais état du pavé
» lni-même, a achevé de fournir des éléments à l'impu-
» reté de l'air ambiant, en obligeant à mettre à découvert
» et à remuer jusqu'à une profondeur assez grande le
» sous-sol dont je parle, et qui, noir, infect, saturé d'or-
» dures et d'oxysulfure de fer, partout où les conduites
» sont rapprochées du canal ou des égoûts, constitue une
» véritable source d'infection pour la ville ; les émanations
» qui s'en élèvent paraissent, au moins en partie, formées
» par de l'acide sulfhydrique, si l'on considère la promp-
» titude avec laquelle noircissent les objets de cuivre et
» d'argent dans tous les quartiers de Marseille, même
» dans ceux où la présence de ce gaz n'est pas appréciable

---

(1) Le même fait a été observé ailleurs qu'à Marseille : M. Ulex a montré que, lorsque les tuyaux souterrains de distribution sont fendus et que le gaz s'en échappe, si dans le voisinage des fuites ilse trouve des arbres, ceux-ci périssent bientôt. C'est ce qui est arrivé à un grand nombre d'ormes et aux tilleuls qui décoraient les promenades de Hambourg. D'après les observations de M. Ulex, il paraît que l'aubier se pourrit, l'écorce se détache sans que le bois s'altère, tandis que les racines sont désorganisées et répandent une odeur de gaz à éclairage.
(Malaguti, leçons de chimie, p. 216.)

» à l'odorat, et où il n'existe ni savonneries ni autres fa-
» briques de ce genre.

» Les innombrables tranchées qui ont été ouvertes dans
» nos principales rues, en laissant apprécier l'état déplora-
» ble des terres, ont permis de s'assurer du mécanisme
» de l'empoisonnement de la plupart de nos puits qu'il
» ne nous sera plus possible bientôt d'utiliser pour les be-
» soins domestiques ; les eaux pluviales qui les alimentent
» en partie, n'y peuvent parvenir, en effet, qu'après avoir
» filtré à travers ces couches empestées, où elles se char-
» gent de principes sulfureux et ammoniacaux dont le goût
» plutôt que l'odorat révèle l'existence. »

Le remède à ces maux serait, suivant l'auteur, l'adoption
d'un meilleur système de canalisation et le remplacement
des tuyaux de fonte par ceux en ciment. Les premiers s'al-
tèrent avec une grande facilité, surtout au contact du gaz
de houille qui contient de l'ammoniaque et des sels ammoniacaux.

M. Bertulus examine comparativement la composition du
gaz de houille et de celui de résine, qui servent tous deux
à l'éclairage de la ville de Marseille, et établit que le premier contient de plus que le second des eaux chargées
de gaz ammoniacal, de sels ammoniacaux, de l'acide
sulfhydrique et de l'acide sulfo-carbonique.

La terre calcaire qui enveloppe les tuyaux de conduite
des deux gaz a été examinée avec soin par M. Mermet,
professeur de physique et de chimie ; celle qui entoure les
tuyaux du gaz de résine n'a présenté d'autre altération
qu'une odeur résineuse et une faible coloration, celle re-
cueillie autour des tuyaux du gaz de houille, au contraire,
est noire, fétide, visqueuse, et l'analyse chimique y démontre la présence de l'oxysulfure de calcium et du sulfhydrate
d'ammoniaque.

En définitive, l'auteur arrive à cette conclusion : « Que
» les divers éléments qui entrent dans la composition du
» gaz de l'éclairage, ne peuvent qu'exercer une influence
» fâcheuse sur l'économie animale ; mais, sous ce rapport,
» celles qui sont incontestablement les plus actives sont,

» sans contredit, l'ammoniaque , l'acide sulfhydrique et le
» sulfure de carbone ; telle est aussi l'opinion de M.
» Mermet. L'ammoniaque, dit ce chimiste, agit d'une ma-
» nière très-énergique sur l'organisme, en se transformant
» en acide azotique et en azote libre.

» L'acide sulfhydrique et le sulfure de carbone, même
» en petite quantité, sont des substances très-nuisibles ; si
» elles s'échappent par une fuite avant que le gaz ait été
» brûlé, on ne peut pas les respirer sans danger, et les
» plantes qui les absorbent se flétrissent promptement. Si
» le gaz a été brûlé, l'acide sulfhydrique se transforme en
» acide sulfureux, le sulfure de carbone se change en acide
» carbonique et acide sulfureux. Ce dernier, à son tour, ne
» tarde pas, sous l'influence de l'humidité, à se métamor-
» phoser en acide sulfurique. Or, qui ne connaît l'action
» malfaisante de l'acide sulfurique et de l'acide sulfureux :
» le dernier est impropre à la respiration, et tous les deux
» attaquent les métaux et la végétation. »

Il résulte incontestablement des faits observés par M.
Bertulus, que le gaz de houille offre pour la salubrité
plus d'inconvénients que celui de résine ; mais s'ensuit-il
que ce dernier soit parfaitement innocent, nous ne le
pensons pas. Disons d'abord que la proportion des composés sulfureux, variera suivant la qualité de la houille em-
ployée à la préparation du gaz, et aussi suivant les procédés
d'épuration plus ou moins efficaces auxquels on aura eu
recours.

Si cette épuration était complète, les deux gaz se trou-
veraient dans les mêmes conditions, puisque aujourd'hui on
a trouvé le moyen de débarrasser celui de houille , des
composés ammoniacaux, en le lavant dans une dissolution
de chlorure de manganèse, résidu de la fabrication du
chlore (1).

---

(1) Ce qui se passe à Marseille doit faire penser que le gaz de
houille qu'on y emploie, n'est pas convenablement épuré: car il
paraît contenir des proportions considérables de composés sulfureux ; à moins qu'on ne doive attribuer leur abondance à la fermen-

Maintenant, il reste à mentionner un point que M. Bertulus semble avoir oublié ; c'est la présence dans le gaz des deux espèces de l'oxyde de carbone, ce composé que M. Leblanc a trouvé doué de propriétés si délétères, que sa présence dans une atmosphère close dans la proportion d'un centième, suffit pour produire l'asphyxie.

Si nous ajoutons qu'on a constaté que l'oxyde de carbone contenu dans le gaz light, varie entre 1,90 et 13,30 pour 100, le danger des fuites ressortira avec assez d'évidence, pour nous dispenser d'y insister plus longtemps. La combustion incomplète du gaz peut produire le même effet que les fuites, si les lieux où ce mode d'éclairage est employé, ne sont pas soumis dans leur partie supérieure à une bonne ventilation, qui entraîne les produits de la combustion en même temps que le gaz non brûlé. Nous avons constaté plusieurs fois dans un magasin éclairé au gaz, qu'une personne montant à une échelle pour atteindre des objets placés près du plafond, éprouvait bientôt des vertiges et une notable gêne de la respiration, à cause de l'altération des couches d'air, au milieu desquels elle se trouvait momentanément forcée de respirer.

Il existe divers procédés pour la fabrication du gaz de l'éclairage, il ne nous appartient pas de les examiner ici en détail, mais nous remarquerons que tous ont pour but de charger le gaz de la plus grande quantité possible de carbone. Par exemple, dans le procédé Shepard, le gaz extrait de l'eau, se charge de carbone en traversant des éponges de coke, éteintes dans du plomb fondu. On est conduit à en agir ainsi, parce que le gaz hydrogène n'est éclairant que lorsque sa flamme contient du carbone à l'état solide, qui devient incandescent. Mais, comme tout autre corps solide, tel qu'un morceau de chaux, une toile de platine, plongé dans la flamme, et susceptible d'y être

---

tation des matières organiques que renferme le sol calcaire sur lequel la ville est élevée. On concevrait alors que des gaz sulfureux ou ammoniacaux, même en petite proportion, jouassent ici le rôle de ferments.

élevé au rouge blanc, peut produire le même effet, on devrait tenter d'employer l'hydrogène pur, afin d'écarter complétement les dangers résultant de la présence de l'oxyde de carbone (1).

Parmi les nombreux accidents causés par l'oxyde de carbone, nous rapporterons le fait suivant, qui nous a semblé digne d'attention :

Un ouvrier, jusqu'alors robuste et intelligent, était environné de plusieurs autres; il voulut ouvrir la soupape d'un gazomètre. Le gaz, qui s'échappa, le renversa et donna des nausées, des spasmes et des suffocations aux autres. On soigna l'ouvrier renversé; mais, après quelques mois d'un malaise continuel, dans lequel il manifestait une extrême agitation et éprouvait le besoin d'un mouvement perpétuel, il devint fou, et mourut dans cet état deux ans après. (Comptes rendus de l'Académie des Sciences, 8 mai 1854.)

Dans la seconde partie de son travail, M. Bertulus cherche à établir un rapport entre les effets de l'infection de l'air et des eaux par le gaz de l'éclairage, et ceux du méphitisme ou d'autres causes naturelles ou accidentelles. Ici, il touche à deux grandes questions : celle de la cause productrice du typhus et celle du méphitisme en général. Dans son opinion, que nous résumerons rapidement, le gaz hydrogène sulfuré est l'agent nuisible et délétère par excellence ; c'est par lui que les foyers d'infection exercent leur influence funeste sur la santé des hommes ; c'est sa pénétration dans l'économie, qui donne lieu au développement des maladies typhoïdes (typhus, fièvre jaune, peste, etc.). Enfin, les symptômes qui résultent de l'absorption directe de l'acide sulfhydrique, ont la plus grande analogie avec ceux du typhus. Les contrées qui présentent les endé-

---

(1) Il n'est pas sans intérêt de remarquer ici que les procédés d'épuration n'ont pas d'action sur l'oxyde de carbone, et que ce gaz a une grande tendance à se former, au degré précis de chaleur qui convient le mieux pour charger l'hydrogène d'une grande quantité d'hydrocarbures volatils.

mies les plus redoutables, sont celles où les eaux potables sont, comme l'eau des marais, chargées d'hydrogène carboné et sulfuré (1).

Le typhus naval, si commun jadis, n'avait pas d'autre cause qu'un dégagement incessant d'hydrogène sulfuré et d'ammoniaque, dégagement dû à la malpropreté de la cale, où on laissait s'accumuler et se putréfier des immondices de toutes sortes, dont la décomposition était activée par le contact de l'eau de mer provenant du lavage des ponts et des vices du calfatage. La corruption de l'eau, renfermée dans des pièces de bois, devait bien aussi contribuer, pour sa part, à altérer la santé des équipages.

Ces deux inconvénients ont disparu depuis l'adoption des pièces en fer pour l'eau potable, et d'un système de lavage bien entendu pour la cale des navires.

Pour répondre à toutes les objections possibles, M. Bertulus examine la part que peuvent avoir les vicissitudes atmosphériques dans la production du typhus ; nous vous citerons textuellement ce passage remarquable, dont l'analyse affaiblirait nécessairement la valeur :

  « On me demandera, sans doute, sur quel motif je me
» fonde, lorsque j'attribue spécialement à l'absorption de
» l'acide sulfhydrique le règne endémique des maladies
» putrides et ataxiques sur certains territoires et dans
» l'intérieur de nos grandes cités, lorsqu'il paraît positif
» que les causes météorologiques ont la plus grande in-
» fluence sur la génération de ces maladies? Je crois répondre
» d'une manière satisfaisante à cette objection, en rappe-

---

(1) Dans un Mémoire de M. Daniell, publié, en 1841, dans les Ann. de Phys. et de Chim., il est établi que, dans un grand nombre de lieux d'une insalubrité reconnue, les eaux des rivières et de la mer dégagent naturellement de l'hydrogène sulfuré. Le fait a été constaté pour plusieurs rivières de la côte d'Afrique et d'autres contrées ; par exemple, dans la Méditerranée, au sud des Apennins. Ce phénomène s'observe particulièrement là où les eaux de la mer, se mêlant avec les eaux douces, sont retenues dans des cuvettes dépourvues de voies d'écoulement.

» lant qu'un froid humide, un vent glacial, survenus tout-
» à-coup après une température chaude et sèche, ne
» contribuent au développement de ces maladies que
» comme cause occasionnelle, mais jamais comme cause
» essentielle. Les principes miasmatiques ou gazeux ne
» peuvent, en général, signaler leurs qualités toxiques
» que dans le cas où, sous l'influence d'une cause pertur-
» batrice telle que le refroidissement, l'activité de l'exha-
» lation cutanée fait place à une inertie absolue coïncidant,
» sinon avec un redoublement d'action de la part des
» organes absorbants, au moins avec un état de collapsus des
» bouches inhalantes qui facilite beaucoup l'imprégnation
» de l'économie. C'est de cette rupture d'équilibre entre
» ces deux ordres d'organes, que résulte, sans doute,
» l'accumulation dans le sang d'une certaine dose de ces
» principes délétères, nécessaire à la production des effets
» morbides. L'appréciation de ce fait pathologique dans le
» typhus, la fièvre jaune et les fièvres paludéennes pro-
» prement dites, m'a conduit, en 1840 et 1841, à signaler,
» le premier, au monde médical, dans divers journaux de
» médecine, et, depuis, dans un ouvrage spécial, la sé-
» cheresse de la peau, c'est-à-dire le défaut d'exhalation
» cutanée, comme un signe rationnel, pathognomonique
» de l'incubation de ces maladies, après un refroidisse-
» ment ou une émotion pénible qui a amené cette sup-
» pression; l'empoisonnement du sang porte nécessaire-
» ment ses fruits, si la nature ou l'art ne se hâtent de
» provoquer la sortie du poison par d'autres voies, par
» exemple par les matières fécales ou les urines. Cela est
» si vrai, que j'ai constamment vu avorter, pendant les
» nombreuses épidémies auxquelles j'ai assisté, les mala-
» dies typhoïdes qui débutaient avec de la diarrhée, tandis
» que les cas les plus graves étaient toujours fournis par
» des sujets qui joignaient, dès le début de la maladie, à
» la sécheresse de la peau une constipation opiniâtre et la
» rareté des urines; la respiration permanente du gaz de
» l'éclairage a, le plus souvent, pour effet de déterminer
» un cours de ventre abondant, ainsi que je l'ai vérifié

» dans un grand nombre de cas; c'est cet effet élimina-
» toire qui, à mon avis, sauve les sujets de la fièvre
» typhoïde.

» Cette perturbation des fonctions de la peau, qui pré-
» cède constamment l'invasion des maladies typhoïdes,
» n'avait pas échappé, du reste, à un observateur habile,
» quoique étranger à l'art de guérir; M. de Humboldt
» nous apprend, en effet, que les naturels du Mexique
» annoncent souvent le *vomito* aux étrangers plusieurs
» heures avant qu'il soit déclaré, par la sécheresse de
» leur peau. Vous aurez le vomito ce soir, dit gravement
» un barbier indien à sa pratique; le savon sèche sur
» votre visage à mesure que je l'applique, c'est un signe
» qui ne me trompe jamais, et voilà vingt ans que je rase
» les personnes qui passent par Xalapa pour se rendre à
». Mexico; sur cinq, il en meurt trois. La prédiction se
» vérifia: peu d'heures après, le voyageur faillit mourir.

L'auteur apprécie l'action spéciale de l'hydrogène carboné et de l'acide carbonique qui peuvent bien asphyxier,
quand ils sont respirés purs, mais qui, mélangés à l'air
atmosphérique, même dans une forte proportion, ne paraissent pas susceptibles de déterminer un état pathologique grave et spécial.

Il critique ce qui a été dit de la prétendue immunité des
vidangeurs et des autres ouvriers que leur profession expose
à l'action du méphitisme, et insiste sur les faits positifs
qui viennent en grand nombre contredire cette assertion.
Enfin, il établit que les foyers d'infection les plus éner-
giques, dégagent principalement de l'acide sulfhydrique,
ce que démontrent suffisamment l'altération des peintures
et des métaux qui se trouvent dans le voisinage de ces
foyers.

Les faits pathologiques suivants sont rapportés par M.
Bertulus, à l'appui de ses opinions:

Il a observé, ainsi que plusieurs autres médecins de la
marine, que, dans la fièvre jaune, l'odeur cadavéreuse que
répandent autour d'eux les malades et qui s'exhale de
leurs déjections, la rapidité avec laquelle leurs cadavres

se putréfiént, tout cela démontre que, même pendant la vie, il existe chez eux un commencement de putréfaction. Ce phénomène, dit-il, pourrait bien dépendre de la présence dans le sang d'éléments hydro-sulfureux et ammoniacaux ; il a d'ailleurs trouvé que, dans ces circonstances, le sang tiré de la veine présentait une odeur fétide caractéristique ; mais, dépourvu des moyens d'investigation, il n'a pu déterminer par l'analyse chimique, la cause de cette odeur.

M. Clot-Bey a fait analyser le sang des pestiférés par M. Rochet, chimiste français, établi au Caire. Les trois malades, dont le sang fut analysé, avaient l'un 19, l'autre 23 et le troisième 27 ans ; ils étaient pléthoriques tous les trois et offraient toute la série des symptômes les plus graves, c'est-à-dire : charbons, bubons, odeur cadavéreuse, etc. Ils furent saignés du troisième au cinquième jour ; avant même qu'on fît l'analyse de leur sang, ce qui eut lieu trois heures après l'ouverture de la veine, un papier préparé avec de l'acétate de plomb, préalablement humecté et exactement appliqué sur l'orifice de l'éprouvette, s'était coloré en brun-clair. De plus, le serum du sang de l'un de ces trois malades, traité par une solution de nitrate d'argent, donna un précipité grisâtre, tandis qu'un papier préparé avec ce sel et trempé dans le même liquide, prenait aussi cette couleur.

M. Bulard, qui a observé les mêmes faits, ajoute qu'en sortant du vaisseau par une grande ou par une petite ouverture, après une heure ou huit jours d'invasion, le sang n'a jamais présenté la couenne dite inflammatoire ; que, dans toutes les saignées, il avait une couleur d'un rouge obscur, qui restait constamment telle jusqu'à la fin de l'écoulement, sans jamais offrir le phénomène de la transformation en rouge-clair, habituellement observé dans la saignée.

En un mot, les deux médecins précités admettent que, dans la peste, l'altération du sang détermine un mouvement de décomposition putride, qui n'attend pas la mort pour devenir manifeste.

Des faits analogues ont été notés par M. Galy, de Périgueux, dans la suette ; par M. Bertulus et d'autres médecins, dans le typhus d'Europe.

Enfin, M. Bonnet, de Lyon, et M. Proust, ont trouvé de l'hydro-sulfate d'ammoniaque dans le sang des individus affectés de maladies putrides en général et de fièvres typhoïdes en particulier. M. Le Canu a rapproché ce fait de l'opinion de Vauquelin, sur la présence de ce sel dans le sang putréfié, rapport qui semblerait indiquer que, dans les maladies en question, le sang subit au sein même de l'appareil circulatoire, un commencement de putréfaction.

Avec M. Bertulus et avec les auteurs qu'il a cités, nous croyons que souvent la décomposition commence avant la mort des malades. Ce fait doit se produire toutes les fois qu'il s'introduit, dans l'économie, quelque principe susceptible d'exercer sur les matières protéiques, une action analogue à celle des ferments. A ce point de vue, l'infection purulente se rapprocherait évidemment des maladies putrides, tout en conservant d'ailleurs sa spécificité. Les bornes de ce rapport nous interdisent d'aborder ici les questions chimiques, relatives à la décomposition des substances animales ; nous nous bornerons à mentionner l'influence reconnue du soufre et de l'azote, dans les fermentations, parce que cette circonstance vient à l'appui des opinions émises par M. Bertulus. Nous pensons d'ailleurs que trop de choses encore nous sont inconnues dans la composition et le mode d'action des miasmes, pour que nous ayons le droit de rien affirmer d'une manière absolue, et surtout d'établir que l'acide sulfhydrique est l'unique agent morbifique qui entre dans leur constitution.

Tous les faits ci-dessus mentionnés nous ont semblé avoir une grande importance, et ils fournissent à notre avis, une ample démonstration de l'influence dangereuse des sources d'infection. Quelque nombreux que soient les faits négatifs, enregistrés dans les Annales de la science, ils ne sauraient en rien infirmer les résultats d'observations positives, et présentant tous les caractères de l'authenticité.

Notre tâche à nous, c'est d'essayer de trouver le motif de ces apparentes contradictions. Eh bien! nous pensons qu'elles n'ont pas d'autre origine que l'extrême complexité des problèmes qui leur ont donné lieu.

En effet les miasmes ou gaz délétères, ne prononcent leur action que quand ils rencontrent des conditions susceptibles de la favoriser, et ces conditions sont, selon nous, leur plus ou moins grande condensation, leur stagnation, certains états spéciaux de l'atmosphère dans lesquels la chaleur et l'électricité jouent un rôle prépondérant ; enfin la disposition des organismes qui se trouvent exposés à leur influence, soit d'une manière permanente, soit passagèrement. En un mot, une collection d'individus doués d'une grande énergie physique et morale, habitant des locaux vastes et bien aérés, ayant en abondance une nourriture réparatrice, pourra résister longtemps à l'action de miasmes, dont des conditions opposés développeraient rapidement la pernicieuse efficacité.

CONCLUSIONS.

1° Le rôle important que joue l'hydrogène sulfuré, dans la question du méphitisme, ne saurait être contesté. On doit lui attribuer une part considérable dans l'insalubrité de l'air confiné, et par conséquent sa présence dans le gaz de houille ne peut-être regardée comme innocente. Néanmoins, nous devons dire que quand on a recours à de bons procédés d'épuration, le gaz n'en doit plus retenir qu'une proportion insignifiante.

2° Les qualités nuisibles du gaz oxyde de carbone, sont pour le moins aussi prononcées que celles de l'acide sulfhydrique, et nous regrettons que M. Bertulus n'ait pas recherché la part qu'il a pu avoir dans la production des accidents observés à Marseille.

3° La présence dans l'atmosphère d'une grande ville, d'une proportion même assez faible d'acide sulfhydrique et d'oxyde de carbone, ne peut avoir la même innocuité que dans des espaces tout-à-fait libres, surtout si les rues en sont étroites, tortueuses et mal ventilées, car alors on voit se reproduire une partie des conditions de l'air confiné.

4° Tous les procédés employés pour obtenir le gaz hydrogène carboné, donnent lieu au développement du gaz oxyde de carbone. Il serait donc désirable qu'on pût se servir du gaz hydrogène pur, qu'on rendrait éclairant en plaçant dans la flamme un corps solide, susceptible d'y devenir incandescent.

5° La Commission considère le Mémoire de M. Bertulus, comme un travail d'une grande importance, et propose à la Section de lui adresser des remerciements.

Nantes, 14 septembre 1854.

Les *Membres de la Commission ,*

V. Papin-Clergerie, F. Piban-Duperilly, D.-M. ; E. Trastour ; Malherbe, D. M., rapporteur.

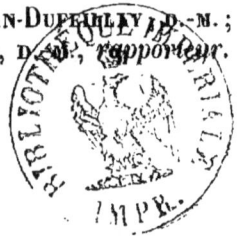

(*Extrait du Journal de Médecine.*)

Nantes, Imprimerie de Mme veuve Camille Mellinet. — 2643.

254